Because I never realized how many people drive me nuts until pregnancy

#IHopeILikeYouPostBaby

#Only9Months

#IHateYou

#GetOutOfMyFace

Offender: _____

    Date: _____

    Crime: _____

    _____

    _____

Offender: _____

    Date: _____

    Crime: _____

    _____

    _____

Offender: _____

    Date: _____

    Crime: _____

    _____

    _____

Offender: _____

    Date: _____

    Crime: _____

    _____

    _____

Offender: _____

    Date: _____

    Crime: _____

    _____

    _____

Offender: _____

    Date: _____

    Crime: _____

    _____

    _____

Offender: _____

    Date: _____

    Crime: _____

    _____

    _____

Offender: _____

    Date: _____

    Crime: _____

    _____

    _____

Offender: _____

    Date: _____

    Crime: _____

    _____

    _____

Offender: _____

    Date: _____

    Crime: _____

    _____

    _____

Offender: _____

    Date: _____

    Crime: _____

    _____

    _____

Offender: _____

    Date: _____

    Crime: _____

    _____

    _____

Offender: _____

    Date: _____

    Crime: _____

    _____

    _____

Offender: _____

    Date: _____

    Crime: _____

    _____

    _____

Offender: _____

    Date: _____

    Crime: _____

    _____

    _____

Offender: _____

    Date: _____

    Crime: _____

    _____

    _____

Offender: _____

    Date: _____

    Crime: _____

    _____

    _____

Offender: _____

    Date: _____

    Crime: _____

    _____

    _____

Offender: _____

    Date: _____

    Crime: _____

    _____

    _____

Offender: _____

    Date: _____

    Crime: _____

    _____

    _____

Offender: _____

    Date: _____

    Crime: _____

_____

_____

Offender: _____

    Date: _____

    Crime: _____

_____

_____

Offender: _____

    Date: _____

    Crime: _____

_____

_____

Offender: _____

    Date: _____

    Crime: _____

_____

_____

Offender: _____

    Date: _____

    Crime: _____

    _____

    _____

Offender: _____

    Date: _____

    Crime: _____

    _____

    _____

Offender: _____

    Date: _____

    Crime: _____

    _____

    _____

Offender: _____

    Date: _____

    Crime: _____

    _____

    _____

Offender: _____

    Date: _____

    Crime: _____

    _____

    _____

Offender: _____

    Date: _____

    Crime: _____

    _____

    _____

Offender: _____

    Date: _____

    Crime: _____

    _____

    _____

Offender: _____

    Date: _____

    Crime: _____

    _____

    _____

Offender: _____

    Date: _____

    Crime: _____

    _____

    _____

Offender: _____

    Date: _____

    Crime: _____

    _____

    _____

Offender: _____

    Date: _____

    Crime: _____

    _____

    _____

Offender: _____

    Date: _____

    Crime: _____

    _____

    _____

Offender: _____

    Date: _____

    Crime: _____

    _____

    _____

Offender: _____

    Date: _____

    Crime: _____

    _____

    _____

Offender: _____

    Date: _____

    Crime: _____

    _____

    _____

Offender: _____

    Date: _____

    Crime: _____

    _____

    _____

Offender: _____

    Date: _____

    Crime: _____

    _____

    _____

Offender: _____

    Date: _____

    Crime: _____

    _____

    _____

Offender: _____

    Date: _____

    Crime: _____

    _____

    _____

Offender: _____

    Date: _____

    Crime: _____

    _____

    _____

Offender: _____

    Date: _____

    Crime: _____

    _____

    _____

Offender: _____

    Date: _____

    Crime: _____

    _____

    _____

Offender: _____

    Date: _____

    Crime: _____

    _____

    _____

Offender: _____

    Date: _____

    Crime: _____

    _____

    _____

Offender: _____

   Date: _____

   Crime: _____

   _____

   _____

Offender: _____

   Date: _____

   Crime: _____

   _____

   _____

Offender: _____

   Date: _____

   Crime: _____

   _____

   _____

Offender: _____

   Date: _____

   Crime: _____

   _____

   _____

Offender: _____

    Date: _____

    Crime: _____

    _____

    _____

Offender: _____

    Date: _____

    Crime: _____

    _____

    _____

Offender: _____

    Date: _____

    Crime: _____

    _____

    _____

Offender: _____

    Date: _____

    Crime: _____

    _____

    _____

Offender: _____

   Date: _____

   Crime: _____

   _____

   _____

Offender: _____

   Date: _____

   Crime: _____

   _____

   _____

Offender: _____

   Date: _____

   Crime: _____

   _____

   _____

Offender: _____

   Date: _____

   Crime: _____

   _____

   _____

Offender: _____

    Date: _____

    Crime: _____

    _____

    _____

Offender: _____

    Date: _____

    Crime: _____

    _____

    _____

Offender: _____

    Date: _____

    Crime: _____

    _____

    _____

Offender: _____

    Date: _____

    Crime: _____

    _____

    _____

Offender: _____

    Date: _____

    Crime: _____

    _____

    _____

Offender: _____

    Date: _____

    Crime: _____

    _____

    _____

Offender: _____

    Date: _____

    Crime: _____

    _____

    _____

Offender: _____

    Date: _____

    Crime: _____

    _____

    _____

Offender: _____

    Date: _____

    Crime: _____

    _____

    _____

Offender: _____

    Date: _____

    Crime: _____

    _____

    _____

Offender: _____

    Date: _____

    Crime: _____

    _____

    _____

Offender: _____

    Date: _____

    Crime: _____

    _____

    _____

Offender: _____

    Date: _____

    Crime: _____

    _____

    _____

Offender: _____

    Date: _____

    Crime: _____

    _____

    _____

Offender: _____

    Date: _____

    Crime: _____

    _____

    _____

Offender: _____

    Date: _____

    Crime: _____

    _____

    _____

Offender: _____

    Date: _____

    Crime: _____

    _____

    _____

Offender: _____

    Date: _____

    Crime: _____

    _____

    _____

Offender: _____

    Date: _____

    Crime: _____

    _____

    _____

Offender: _____

    Date: _____

    Crime: _____

    _____

    _____

Offender: _____

   Date: _____

   Crime: _____

   _____

   _____

Offender: _____

   Date: _____

   Crime: _____

   _____

   _____

Offender: _____

   Date: _____

   Crime: _____

   _____

   _____

Offender: _____

   Date: _____

   Crime: _____

   _____

   _____

Offender: _____

    Date: _____

    Crime: _____

    _____

    _____

Offender: _____

    Date: _____

    Crime: _____

    _____

    _____

Offender: _____

    Date: _____

    Crime: _____

    _____

    _____

Offender: _____

    Date: _____

    Crime: _____

    _____

    _____

Offender: _____

    Date: _____

    Crime: _____

    _____

    _____

Offender: _____

    Date: _____

    Crime: _____

    _____

    _____

Offender: _____

    Date: _____

    Crime: _____

    _____

    _____

Offender: _____

    Date: _____

    Crime: _____

    _____

    _____

Offender: _____

    Date: _____

    Crime: _____

    _____

    _____

Offender: _____

    Date: _____

    Crime: _____

    _____

    _____

Offender: _____

    Date: _____

    Crime: _____

    _____

    _____

Offender: _____

    Date: _____

    Crime: _____

    _____

    _____

Offender: _____

   Date: _____

   Crime: _____

   _____

   _____

Offender: _____

   Date: _____

   Crime: _____

   _____

   _____

Offender: _____

   Date: _____

   Crime: _____

   _____

   _____

Offender: _____

   Date: _____

   Crime: _____

   _____

   _____

Offender: _____

    Date: _____

    Crime: _____

    _____

    _____

Offender: _____

    Date: _____

    Crime: _____

    _____

    _____

Offender: _____

    Date: _____

    Crime: _____

    _____

    _____

Offender: _____

    Date: _____

    Crime: _____

    _____

    _____

Offender: _____

   Date: _____

   Crime: _____

   _____

   _____

Offender: _____

   Date: _____

   Crime: _____

   _____

   _____

Offender: _____

   Date: _____

   Crime: _____

   _____

   _____

Offender: _____

   Date: _____

   Crime: _____

   _____

   _____

Offender: _____

    Date: _____

    Crime: _____

    _____

    _____

Offender: _____

    Date: _____

    Crime: _____

    _____

    _____

Offender: _____

    Date: _____

    Crime: _____

    _____

    _____

Offender: _____

    Date: _____

    Crime: _____

    _____

    _____

Offender: _____

   Date: _____

   Crime: _____

      _____

      _____

Offender: _____

   Date: _____

   Crime: _____

      _____

      _____

Offender: _____

   Date: _____

   Crime: _____

      _____

      _____

Offender: _____

   Date: _____

   Crime: _____

      _____

      _____

Offender: _____

    Date: _____

    Crime: _____

    _____

    _____

Offender: _____

    Date: _____

    Crime: _____

    _____

    _____

Offender: _____

    Date: _____

    Crime: _____

    _____

    _____

Offender: _____

    Date: _____

    Crime: _____

    _____

    _____

Offender: _____

    Date: _____

    Crime: _____

    _____

    _____

Offender: _____

    Date: _____

    Crime: _____

    _____

    _____

Offender: _____

    Date: _____

    Crime: _____

    _____

    _____

Offender: _____

    Date: _____

    Crime: _____

    _____

    _____

Offender: _____

    Date: _____

    Crime: _____

    _____

    _____

Offender: _____

    Date: _____

    Crime: _____

    _____

    _____

Offender: _____

    Date: _____

    Crime: _____

    _____

    _____

Offender: _____

    Date: _____

    Crime: _____

    _____

    _____

Offender: _____

    Date: _____

    Crime: _____

    _____

    _____

Offender: _____

    Date: _____

    Crime: _____

    _____

    _____

Offender: _____

    Date: _____

    Crime: _____

    _____

    _____

Offender: _____

    Date: _____

    Crime: _____

    _____

    _____

Offender: _____

    Date: _____

    Crime: _____

    _____

    _____

Offender: _____

    Date: _____

    Crime: _____

    _____

    _____

Offender: _____

    Date: _____

    Crime: _____

    _____

    _____

Offender: _____

    Date: _____

    Crime: _____

    _____

    _____

Offender: _____

    Date: _____

    Crime: _____

    _____

    _____

Offender: _____

    Date: _____

    Crime: _____

    _____

    _____

Offender: _____

    Date: _____

    Crime: _____

    _____

    _____

Offender: _____

    Date: _____

    Crime: _____

    _____

    _____

Offender: _____

    Date: _____

    Crime: _____

    _____

    _____

Offender: _____

    Date: _____

    Crime: _____

    _____

    _____

Offender: _____

    Date: _____

    Crime: _____

    _____

    _____

Offender: _____

    Date: _____

    Crime: _____

    _____

    _____

Most frequent offender:

Most ridiculous offense included in this book:

#BabyGetHereAlready

www.ingramcontent.com/pod-product-compliance
Lightning Source LLC
Chambersburg PA
CBHW020331290526
45785CB00007B/3017